Amina Mnejja
Olfa Zoukar
Dhekra Toumi

O impacto da COVID-19 na vida sexual das mulheres grávidas

O impacto da COVID-19 na vida sexual das mulheres grávidas

Amina Mnejja
Olfa Zoukar
Dhekra Toumi

O impacto da COVID-19 na vida sexual das mulheres grávidas

ScienciaScripts

Imprint

Any brand names and product names mentioned in this book are subject to trademark, brand or patent protection and are trademarks or registered trademarks of their respective holders. The use of brand names, product names, common names, trade names, product descriptions etc. even without a particular marking in this work is in no way to be construed to mean that such names may be regarded as unrestricted in respect of trademark and brand protection legislation and could thus be used by anyone.

Cover image: www.ingimage.com

This book is a translation from the original published under ISBN 978-620-6-70881-0.

Publisher:
Sciencia Scripts
is a trademark of
Dodo Books Indian Ocean Ltd. and OmniScriptum S.R.L publishing group

120 High Road, East Finchley, London, N2 9ED, United Kingdom
Str. Armeneasca 28/1, office 1, Chisinau MD-2012, Republic of Moldova, Europe
Printed at: see last page
ISBN: 978-620-8-13808-0

O impacto da COVID-19 na vida sexual das mulheres grávidas

Autores :

Amina Mnejja

OlfaZoukar

DhekraToumi

<u>*Índice*</u>

Introdução 3

Materiais e métodos 7

Resultados e discussão 9

Conclusão 25

Referências 27

Resumo 44

Introdução

A investigação sobre a sexualidade das mulheres, incluindo a das mulheres grávidas, ganhou recentemente popularidade.

A saúde mental é um estado de bem-estar que permite às pessoas reconhecerem as suas capacidades e enfrentarem os problemas e o stress da vida quotidiana [1].

Em dezembro de 2019, foi identificada uma causa desconhecida de pneumonia em Wuhan (Hubei, China), que foi designada por coronavírus 2 da síndrome respiratória aguda (a causa da COVID-19) [2].

A COVID-19, a sexta emergência de saúde pública de âmbito internacional, espalhou-se rapidamente por todo o mundo desde a sua origem [3].

O vírus da COVID-19 tem sido associado a um rápido aumento de casos e mortes em todo o mundo[4].

Há pouca informação sobre o impacto deste vírus em geral e durante a gravidez. No entanto, existem informações sobre doenças associadas a outros coronavírus patogénicos (por exemplo, a Síndrome Respiratória Aguda Grave (SARS) e a Síndrome Respiratória do Médio Oriente (MERS)), que podem ser úteis para compreender o impacto do coronavírus durante a gravidez e na saúde mental e bem-estar em geral.

Estudos anteriores mostraram o impacto generalizado e profundo das epidemias na saúde mental das pessoas, que podem causar novos sintomas psiquiátricos ou agravar uma doença mental anterior [5].

A COVID-19, enquanto crise de saúde pública, causou preocupação e teve efeitos psicológicos nas pessoas [6].

A COVID-19 está associada a uma variedade de problemas e sintomas, desde os ligeiros e assintomáticos, como as constipações comuns, até aos sintomas graves, como as doenças respiratórias graves [7].

A pandemia de COVID-19 deu origem a uma série de problemas e factores de stress, como a restrição de actividades, o medo da doença, a perda de entes queridos, situações de risco de vida, o desemprego, a redução dos rendimentos e a separação da família [8].

As implicações psicossociais e económicas da atual pandemia e o seu impacto na vida da comunidade e na saúde individual são susceptíveis de ter efeitos colaterais adversos na saúde geral e de expor as populações vulneráveis a um risco acrescido de problemas psicológicos [9].

Uma boa saúde mental durante a gravidez desempenha um papel crucial na evolução da gravidez e no desenvolvimento do feto [10].

A maioria das pessoas não lida com o problema da sexualidade devido ao seu gene ou não o considera como um problema médico [11].

Materiais e métodos

Foi efectuada uma pesquisa bibliográfica categorizada e exaustiva na literatura publicada na PubMed, Embase, Web of Science, Scopus e na Biblioteca Cochrane, de acordo com as diretrizes PRISMA (PreferredReporting Items for SystematicReviews and Meta-Analyses).

As palavras-chave introduzidas nas várias bases de dados foram :

Função sexual, Stress, Ansiedade, Depressão, COVID-19, relações sexuais; sexualidade; gravidez; casais, Mulheres grávidas, Mulheres a amamentar, Qualidade de vida.

Após a remoção de duplicados de um total de 163 itens, foram identificados 69 itens. Posteriormente, foram excluídos 94 itens.

Tratava-se de publicações sobre modelos murinos e outras publicações que não eram elegíveis devido à disponibilidade apenas de resumos ou no caso de publicações noutras línguas que não o inglês ou o francês.

No total, foram selecionados 69 artigos para esta revisão da literatura.

Resultados e discussão

Durante a gravidez, verifica-se um declínio progressivo da atividade sexual, do interesse e da satisfação. Este facto está ligado a alterações na vida sexual, na imagem corporal, nos sistemas neurológico e hormonal, bem como a perturbações psicológicas e emocionais [12,13].

Ao longo da gravidez, ocorrem mudanças físicas e emocionais significativas e profundas nas mulheres grávidas e nos seus parceiros.

A maioria dos casais mantém-se sexualmente ativa durante a gravidez.

No entanto, algumas mulheres grávidas não têm a certeza da segurança da atividade sexual e dos seus efeitos no bem-estar do feto, na saúde da criança e na manutenção da gravidez [14].

Em 1966, Masters e Johnson afirmaram que, durante o

primeiro trimestre da gravidez, o interesse sexual das mulheres grávidas diminuía acentuadamente [15]. A principal causa foram os sintomas fisiológicos que ocorrem durante o primeiro trimestre da gravidez, tais como sonolência, dor mamária, náuseas, vómitos e perturbações do humor.

Existem também preocupações quanto à possibilidade de danos no embrião ou de aborto espontâneo em resultado do contacto sexual [16-19].

Por outro lado, o primeiro trimestre traz mudanças que favorecem as relações sexuais.

Em primeiro lugar, o casal já não tem de se preocupar com a contraceção e a proteção contra gravidezes indesejadas [20].

Durante o segundo trimestre da gravidez, há um aumento visível do número de encontros sexuais para a grande maioria das mulheres; além disso, há um enriquecimento da experiência sexual, bem como um aumento da atividade sexual e um aumento das fantasias e sonhos eróticos, independentemente do número de gravidezes anteriores [21].

Este fenómeno deve-se, em parte, a alterações físicas, como o aumento da congestão dos órgãos genitais e a lubrificação mais intensa das paredes vaginais devido às hormonas; no entanto, é também, em parte, uma aclimatação psicológica à gravidez e à aceitação da própria aparência.

Durante o terceiro trimestre de gravidez, há uma diminuição acentuada da atividade sexual, uma redução da frequência das relações sexuais e uma alteração na capacidade de experimentar o orgasmo, tanto em nulíparas como em multíparas, de acordo com Eisenberg et al [22], uma consequência do medo pela criança ou do medo do parto prematuro.

Ainda hoje, a influência da gravidez na sexualidade feminina e a influência das relações sexuais no decurso da gravidez são objeto de debate [2329].

A gravidez é um período crítico para as mulheres, durante o qual pode ocorrer sofrimento psicológico pré-natal [30].

Além disso, os níveis de ansiedade e stress durante a gravidez estão associados a complicações na gravidez [31].

O impacto deletério da COVID-19 na saúde mental já foi documentado na literatura das ciências da saúde [32, 33].

Por outro lado, o funcionamento sexual adequado e a intimidade são factores de proteção e melhoram frequentemente a saúde mental[34-36].

A função sexual é um processo que envolve diferentes e diversos órgãos do corpo e inclui a capacidade da mulher para atingir a excitação sexual, o orgasmo e uma sensação de satisfação e melhora a qualidade da vida conjugal [37].

Apesar do poderoso efeito da COVID-19 na qualidade de vida em geral, pouca informação e atenção são dedicadas à manutenção da saúde sexual e, até à data, há falta de informação sobre a saúde sexual durante a COVID-19 [38].

Alguns estudos mostraram uma relação entre a função sexual e a saúde mental [35].

As mulheres que têm uma função sexual ativa e satisfatória têm maior satisfação emocional e melhor saúde mental [39].

Um artigo de revisão mostrou que o sexo vaginal melhora a saúde mental das pessoas, melhorando a satisfação, a qualidade de vida e o bem-estar.

Uma componente essencial dos cuidados de saúde prestados às mulheres grávidas durante a gravidez é a avaliação da função sexual [19] e da saúde mental [40].

No entanto, apesar da importância e da elevada

prevalência da disfunção sexual [41].

Estudos anteriores sobre a epidemia da Síndrome Respiratória Aguda Grave (SRA) mostraram que as mulheres grávidas são mais susceptíveis de estar ansiosas do que as mulheres não grávidas; estas incluem a ansiedade relacionada com a infeção, a transmissão da infeção ao feto, a infeção adquirida durante o parto e a teratogenicidade dos microrganismos e dos medicamentos.

Tinham medo de ir a hospitais e centros de saúde e adiavam os cuidados pré-natais [42].

Do mesmo modo, Yanting Wu et al argumentaram que a redução da atividade física é uma causa modificável da depressão durante a epidemia [43].

É muito provável que as complicações da gravidez relacionadas com a infeção aumentem o risco de ansiedade e depressão perinatais [44]; além disso, podem afetar a qualidade de vida (QdV) e a função sexual da mulher grávida [45, 46].

O ciclo de resposta sexual da mulher pode ser dividido em quatro fases: base, excitação, orgasmo e resolução.

Durante estas fases, as mulheres podem sofrer várias disfunções sexuais, como a falta de desejo e excitação e a incapacidade de atingir o orgasmo durante a atividade sexual.

Foi igualmente demonstrado que a gravidez provoca uma redução significativa da atividade sexual.

O desconforto físico, o medo de prejudicar o feto, a perda de libido, o gene físico, a atividade sexual dolorosa e a falta de atração sexual foram alguns dos factores que perturbaram a atividade sexual durante a gravidez durante a pandemia de COVID-19[47].

Muitos sintomas de perturbações mentais, como a depressão, o stress, a irritabilidade e a insónia, foram relatados como sendo mais elevados nas pessoas que tinham estado em quarentena.

Os factores de stress associados à quarentena incluem a duração prolongada da quarentena, o medo da infeção, a perda da rotina de vida normal, a redução da atividade social e do contacto físico com os outros, a inadequação dos fornecimentos básicos, a falta de informação suficiente, instruções claras sobre o que fazer e problemas socioeconómicos graves [48].

A experiência de epidemias anteriores (SARS) demonstrou que as mulheres grávidas sofrem de elevados níveis de ansiedade, particularmente as que são emocionalmente mais vulneráveis[49].

O stress e a ansiedade suprimem o sistema imunitário [50].

Vários estudos relataram uma associação entre a morbilidade mental durante a gravidez e os resultados adversos da gravidez, como o baixo peso à nascença e o parto prematuro.

Uma possível explicação para estes resultados é o efeito cumulativo da carga mental imposta à sociedade pela COVID-19, bem como a gravidez e a amamentação, que são períodos mentalmente sensíveis.

Dados os efeitos devastadores da ansiedade e da depressão no sistema imunitário, na gravidez e na amamentação, estes resultados sublinham a importância dos cuidados de saúde mental para as mulheres grávidas e lactantes durante o período do surto.

O estado da função sexual enquanto estado físico, emocional e mental é uma parte essencial de cada ser humano e da sua personalidade e a pedra angular da relação do casal; tem também um impacto significativo na qualidade de vida [51].

A grande maioria dos estudos demonstrou que a função sexual diminui significativamente durante a gravidez, e este declínio pode continuar durante 3 a 6 meses após o parto [52].

O presente estudo de Yuksel et ala também demonstrou a existência de uma diminuição significativa da função sexual em mulheres grávidas e lactantes[53]. Compararam a frequência das relações sexuais, o desejo de engravidar e as pontuações FSFI em mulheres durante a pandemia de COVID-19 com 6 a 12 meses antes da pandemia. As mulheres relataram maior desejo sexual e frequência de relações sexuais, enquanto a qualidade da vida sexual foi inferior durante a pandemia de COVID-19.

O estudo revelou igualmente uma redução significativa do número de mulheres que tencionam engravidar, o que pode suscitar preocupações quanto aos seus possíveis efeitos sobre o Icvtus [54].

Embora haja poucos dados disponíveis, o desemprego na meia-idade, a ansiedade em relação à segurança no emprego, as preocupações com a saúde pessoal e familiar e a capacidade de aceder a cuidados médicos podem afetar o desejo sexual.

Embora algumas pessoas possam recorrer ao sexo como forma de conforto ou distração temporária [55].

Os sintomas de ansiedade e depressão causados pela "preocupação hipocondríaca" (preocupação com a infeção) [56] e o efeito comprovado da ansiedade e da depressão na função sexual [57] podem explicar o aumento da disfunção sexual na epidemia de COVID-19.

Os resultados deste estudo de Yuksel et al não mostraram diferenças significativas na disfunção sexual entre mulheres grávidas e lactantes.

Tanto a gravidez como a amamentação podem afetar a função sexual através de alterações físicas (incluindo fadiga, dores nas costas, dispareunia, infecções do trato urinário e vaginite), alterações hormonais (alteração dos níveis de restrogénios, progesterona e prolactina) e factores psicogénicos (como a ansiedade relacionada com o parto e a maternidade, a relação entre o parto e a maternidade, a relação do casal, a baixa autoestima, a culpa sexual e preocupações específicas com a imagem corporal e a saúde em geral) [58].

Níveis baixos de restrogénio e progesterona e níveis elevados de prolactina durante a amamentação [59] e aumento dos vasos sanguíneos na vagina e redução da excitação sexual durante a gravidez podem levar à secura [60] .

Dado o impacto considerável da gravidez [61] e da amamentação [62] na atividade sexual, devido às muitas alterações físicas e mentais significativas, é mais provável que as mulheres grávidas e lactantes sejam afectadas pelo impacto mental da COVID-19 na sexualidade.

A qualidade de vida é definida como a perceção que as

pessoas têm da sua posição na vida dentro dos seus contextos culturais e de valores, dos seus objectivos, expectativas, normas e preocupações [63].

No que diz respeito aos factores associados à qualidade de vida, um aumento da taxa de depressão, ansiedade, perturbações do sono e experiência de acontecimentos que ameaçam a vida têm sido associados a uma má qualidade de vida durante a gravidez [64].

Os resultados do estudo de Yuksel et al foram consistentes com os resultados relatados no estudo de Lau et al, que estudou a saúde mental e a qualidade de vida dos residentes de Hong Kong durante a epidemia da SRA [65].

Han Xiao relatou o efeito da ansiedade e do stress da quarentena da COVID-19 na qualidade do sono, como a dificuldade em adormecer ou em acordar facilmente [66].

Shao-YuTsai demonstrou uma elevada prevalência de perturbações do sono em mulheres grávidas [67].

Os resultados deste estudo de Yuksel et al indicaram uma pontuação mais baixa de QdV física durante a gravidez, em comparação com as mulheres que amamentam e as mulheres não grávidas/não amamentando, em particular no que diz respeito à redução da atividade física e aos sintomas físicos, como náuseas e vómitos, epigastralgia, refluxo, falta de ar, tonturas, dores nas costas e perturbações do sono [68].

Tanto quanto sabemos, existe uma compreensão bastante boa da correlação entre a gravidez, o período pós-parto e a depressão, mas não há praticamente nada sobre a relação entre a COVID-19 e a saúde mental, a função sexual e a qualidade de vida.

Dado que a pandemia de COVID-19 ainda está em curso, estes resultados têm de ser confirmados e estudados em futuros estudos numa população maior.

É de notar que a ansiedade, o stress e a depressão afectam

a função sexual das mulheres grávidas; qualquer redução na qualidade da relação sexual durante a gravidez leva à depressão [69], o que indica a relação recíproca entre estas duas variáveis.

A sexualidade não se limita ao ato sexual (penetração, coito), mas também a gestos simples como a carícia.

A Haptonomia, ciência da afetividade, visa estabelecer uma relação tátil antes do nascimento e dar ao bebé uma sensação de segurança que o ajudará a desenvolver-se e a tornar-se autónomo depois de nascer. O bebé responde gradualmente aos estímulos e uma relação emocional é gradualmente estabelecida entre a mãe, o pai e o bebé no útero.

A Haptonomia é mais uma forma de apoio do que uma verdadeira preparação para o parto. Com base no estabelecimento de uma relação afectiva, a mãe e o pai podem, através de carícias e de pressões suaves no abdómen, encorajar a criança a mexer-se, a posicionar-se de uma determinada forma, para que seja mais confortável para ambos.

A haptonomia começa geralmente no quarto mês de gravidez, quando a futura mãe sente os movimentos do seu bebé. Durante o parto, o futuro pai terá aprendido a acalmá-la e a relaxá-la, exercendo uma pressão suave em certas zonas do corpo. Alguns haptonomistas acreditam que, durante o parto, a mãe também é capaz de guiar o seu bebé graças ao contacto estabelecido durante a gravidez. Após o parto, os pais e o bebé podem voltar para uma sessão a três para encontrar os gestos certos para tranquilizar o recém-nascido.

Conclusão

Em conclusão, pode dizer-se que as mulheres grávidas e as mães no período pós-parto, enquanto grupos de alto risco de perturbações mentais e disfunções sexuais, são mais sensíveis aos possíveis efeitos psicológicos da pandemia de coronavírus.

Por conseguinte, parece que se deve prestar mais atenção aos serviços de cuidados de saúde mental como uma bênção para as mulheres grávidas, a fim de combater os efeitos psicológicos do coronavírus e reduzir as consequências da depressão, da ansiedade e do stress para o feto/recém-nascido.

A satisfação sexual e a frequência das relações sexuais diminuem nos casais durante a gravidez. A gravidez não altera as parcerias, mas os problemas sexuais durante a gravidez podem ter um impacto negativo na relação e constituir factores de stress adicionais para os casais.

O pessoal médico deve ser formado para avaliar as dificuldades sexuais das pessoas durante a gravidez, a fim de proporcionar uma educação fiável e sensibilizar os casais para a saúde sexual e reprodutiva.

Em conclusão, uma mulher que esteja preparada para o parto, ou melhor, um casal que seja bem tratado durante a gravidez, pode manter uma vida sexual normal sem qualquer declínio durante a gravidez e no período pós-parto.

Referências

1. Friedli L. Mental health, resilience and inequalities (Saúde mental, resiliência e desigualdades), vol. 31. Copenhaga: Organização Mundial de Saúde. Recuperado em março; 2009. p. 2018.

2. OMS. Declaração da OMS sobre o conjunto de casos de pneumonia em Wuhan, China: OMS; 9 de janeiro de 2020 [Disponível em: https://www.who.int/china/news/detai l/09-01 -2020-who-state ment-regar ding-clust er-of-pneumonia-cases - inwuhan -china .

3. Organização Mundial da Saúde. Observações do Diretor-Geral da OMS na conferência de imprensa sobre o 2019-nCoV em 11 de fevereiro de 2020. Internet] Organização Mundial de Saúde.2020.

4. Muniyappa R, Gubbi S. Pandemia de COVID-19, coronavírus e diabetes mellitus. Am J Physiol Endocrinol

Metab. 2020;318(5): E736-E41. https://doi.org/10.1152/ajpendo.00124.2020.

5. Hall RC, Hall RC, Chapman MJ. The 1995 Kikwit Ebola outbreak: lessons hospitals and physicians can apply to future viral epidemics. Gen Hosp Psychiatry. 2008;30(5):446-52.

6. Bao Y, Sun Y, Meng S, Shi J, Lu L. Epidemia de 2019-nCoV: abordar os cuidados de saúde mental para capacitar a sociedade. Lancet.2020;395(10224):e37-8.

7. Rasmussen SA, Smulian JC, Lednicky JA, Wen TS, Jamieson DJ. Doença do coronavírus 2019 (COVID-19) e gravidez: o que os obstetras precisam saber. Am J Obstet Gynecol. 2020;222(5): 415-26.

8. Bedford J, Enria D, Giesecke J, Heymann DL, Ihekweazu C, Kobinger G, et al. COVID-19: rumo ao controlo de uma pandemia. Lancet. 2020;395(10229): 1015-8. https://doi.org/10.1016/S0140-673 6(20)3 0673 -

5.

9. Lee DT, Sahota D, Leung TN, Yip AS, Lee FF, Chung TK. Psychological responses of pregnant women to an infectious outbreak: a case-control study of the 2003 SARS outbreak in Hong Kong. J Psychosom Res. 2006; 61(5):707-13. https://doi.org/10.1016Zj.jpsychores.2006.08.005.

10. Guszkowska M, Langwald M, Zaremba A, Dudziak D. Os correlatos da saúde mental de mulheres polacas com bom nível de educação na primeira gravidez. J Ment Health. 2014;23(6):328-32. https ://doi.or g/10.3109/09638237.2 014.971144.

11. Zemishlany Z, Weizman A. The impact of mental illness on sexual dysfunction (O impacto da doença mental na disfunção sexual). Sexual dysfunction. 29: Karger Publishers; 2008. p. 89-106.

12. Rossi, M.A.; Impett, E.A.; Dawson, S.J.; Vannier, S.;

Kim, J.; Rosen, N.O. A Longitudinal Investigation of Couples' Sexual Growth and Destiny Beliefs in the Transition to Parenthood. Arch. Sex. Behav. 2022, 117. [CrossRef] [PubMed]

13. Sassine, D.; Ghulmiyyah, L.; Atallah, S.; Ghieh, D.; Saleh, N.; Slim, S.; Rameh, G. Sexual Changes during Pregnancy in a Middle-Eastern Population. Sex. Cult. 2020, 24, 1232-1251. [CrossRef]

14. Aydin, M.; Cayonu, N.; Kadihasanoglu, M.; Irkilata, L. Atilla, M.K.; Kendirci, M. Comparação das funções sexuais em mulheres grávidas e não grávidas. Urol. J. 2015, 12, 2339-2344.

15. Jawed-Wessel, S.; Sevick, E. O impacto da gravidez e do parto nos comportamentos sexuais: uma revisão sistemática. J. Sex Res. 2017, 54, 411-423. [CrossRef]

16. Eepecka-Klusek, C.; Syty, K.; Pilewska-Kozak, A.B.; Jakiel, G. Sentido da própria atratividade entre

mulheres em estado avançado de gravidez. Prog. Health Sci. 2015, 5, 7-13.

17. Lew-Starowicz, Z.; Skrzypulec, V. (Eds.) Podstawy Seksuologii; PZWL: Warszawa, Polónia, 2010.

18. Fuchs, A.; Czech, I.; Sikora, J.; Fuchs, P.; Lorek, M.; Skrzypulec-Plinta, V.; Drosdzol-Cop, A. Sexual Functioning in Pregnant Women. Int. J. Environ. Res. Saúde Pública 2019, 16, 4216. [CrossRef]

19. Jawed-Wessel, S.; Santo, J.; Irwin, J. Sexual Activity and Attitudes as Predictors of Sexual Satisfaction during Pregnancy: A Multi-Level Model Describing the Sexuality of Couples in the First 12 Weeks. Arch. Sex. Behav. 2019, 48, 843-854. [CrossRef]

20. Bartellas, E.; Crane, J.M.G.; Daley, M.; Bennett, K.A.; Hutchens, D. Sexuality and sexual activity in pregnancy (Sexualidade e atividade sexual na gravidez). BJOG Int. J. Obstet. Gynaecol. 2000, 107, 964-968.

[CrossRef] [PubMed]

21. An" gin, A.D.; Ozkaya, E.; £etin, M.; Gün, I.; Sakin, O.; Ertekin, L.T.; Denizli, R.; Koyuncu, K.; Akalin, E.E. Comparação de mulheres

22. Eisenberg, A.; Murkoff, H.; Hathaway, S.WO czekiwaniu na Dziecko: Poradnikdla Przyszlych Matek i *Ojcbw*; Rebis, DomWydawniczy: Pozna'n, Polónia, 2002.

23. Obrochta, C.A.; Chambers, C.; Bandoli, G. Psychological distress in pregnancy and postpartum (Sofrimento psicológico na gravidez e no pós-parto). Women Birth 2020, 33, 583-591. [CrossRef] [PubMed]

24. Fitzpatrick, E.T.; Kolbuszewska, M.T.; Dawson, S.J. Perinatal Sexual Dysfunction: The Importance of the Interpersonal Context (Disfunção sexual perinatal: a importância do contexto interpessoal). Curr. Sex. HealthRep. 2021, 13, 55-65. [CrossRef]

25. Lorenz, T.K.; Ramsdell, E.L.; Brock, R.L.

Communication changes the effects of sexual pain on sexual frequency in the pregnancy to postpartum transition (A comunicação altera os efeitos da dor sexual na frequência sexual na transição da gravidez para o pós-parto). J. Psychosom. Obstet. Gynecol. 2020, 2020, 1-8. [CrossRef]

26. Carpenter, E.; Everett, B.G.; Greene, M.Z.; Haider, S.; Hendrick, C.E.; Higgins, J.A. Pregnancy (im) possibilities: Identifying factors that influence sexual minority women's pregnancy desires. Soc. Trabalho Cuidados de Saúde 2020, 59, 180-198. [CrossRef]

27. Masters, W.H.; Johnson, V.E. Human Sexual Response Little; Brown: Boston, MA, EUA, 1966.

28. Kyndely, K. The Sexuality of Women in Pregnancy and Postpartum: A Review (A sexualidade da mulher na gravidez e no pós-parto: uma revisão). Med. Asp. Hum. Sex 1978, 7, 28-32. [CrossRef]

29. Imieli'nski, K.; Imieli'nski, C. Problemas sexuais das mulheres durante a gravidez. Em Sexologists from Criminal Law to the Gynecology; Imieli'nski, K., Ed.; Polska Akademia Wiedzy Seksuologicznej: Warszawa, Polónia, 1997; pp. 211-214.

30. Effati-Daryani F, Mohammad-Alizadeh-Charandabi S, Zarei S, et al. Depressão, ansiedade e stress nos vários trimestres da gravidez em mulheres que recorrem aos centros de saúde de Tabriz, 2016. Int J Cult Ment Health. 2018;11(4):513-21. https://doi.org/10.1080/17542863.2018.1438484.

31. Kingston D, Tough S, Whit field H. Angústia psicológica materna pré-natal e pós-parto e desenvolvimento infantil: uma revisão sistemática. Child Psychiatry Hum Dev. 2012;43(5):683-714. https://doi.org/10.1007/s10578- 012-0291-4.

32. Wang C, Pan R, Wan X, Tan Y, Xu L, Ho CS, et al.

Respostas psicológicas imediatas e factores associados durante a fase inicial da epidemia da doença de coronavírus de 2019 (COVID-19) entre a população em geral na China. Int J Environ Res Public Health. 2020; 17(5): 1729.

33. Xiao H, Zhang Y, Kong D, Li S, Yang N. Os efeitos do apoio social na qualidade do sono da equipe médica que trata pacientes com doença coronavírus 2019 (COVID-19) em janeiro e fevereiro de 2020 na China. Med SciMonit. 2020;26:e923549-1.

34. Galbally M, Watson SJ, Permezel M, Lewis AJ. Depressão durante a gravidez e o pós-parto, uso de antidepressivos e a associação com a função sexual feminina. Psychol Med. 2019;49(9): 1490-9.https://doi.org/10.1017/ S0033291718002040.

35. Nik-Azin A, Nainian MR, Zamani M, Bavojdan MR, Motlagh MJ. Avaliação da função sexual, qualidade de

vida e saúde física e mental em mulheres grávidas. J Family Reprod Health. 2013;7(4):171-6.

36. Lteif Y, Kesrouani A, Richa S. Síndromes depressivas durante a gravidez: prevalência e factores de risco. J Gynecol Obstet Biol Reprod (Paris). 2005;34(3 Pt 1):262-9. https://doi.org/10.1016/S0368- 2315(05)82745-0.

37. Leite APL, Campos AAS, Dias ARC, Amed AM, De Souza E, Camano L. Prevalência de disfunção sexual durante a gravidez. Rev Assoc Méd Bras. 2009;55(5):563-8. https://doi.org/10.1590/S0104-42302009000500020.

38. Ibarra FP, Mehrad M, Mauro MD, Godoy MFP, Cruz EG, Nilforoushzadeh MA, et al. Impacto da pandemia COVID-19 no comportamento sexual da população. A visão do oriente e do ocidente. Int Braz J Urol. 2020; 46 (suppl 1): 104-12. https://doi.org/10.1590/s1677-5538.ibju.2020.s116.

39. Rosen RC, Bachmann GA. Sexual well-being,

happiness, and satisfaction, in women: the case for a new concetual paradigm. J Sex Marital Ther. 2008; 34(4):291-7. https://doi.org/10.1080/00926230802096234.

40. Van Bussel JC, Spitz B, Demyttenaere K. A doença das mulheres

saúde mental antes, durante e após a gravidez: um estudo de coorte controlado de base populacional. Birth. 2006;33(4):297-302. https://doi.org/10.1111/j.1523-536X.2006.00122.x.

41. Daud S, Zahid AZM, Mohamad M, Abdullah B, Mohamad NAN. Prevalência de disfunção sexual na gravidez. Arch Obstet Gynaecol. 2019;300(5): 127985. https://doi.org/10.1007/s00404-019-05273-y.

42. Lee DT, Sahota D, Leung TN, Yip AS, Lee FF, Chung TK. Psychological responses of pregnant women to an infectious outbreak: a case-control study of the 2003 SARS outbreak in Hong Kong. J Psychosom

Res.2006;61(5):707-13.

43. Wu Y, Zhang C, Liu H, Duan C, Li C, Fan J, *et al.* Sintomas depressivos e de ansiedade perinatais de mulheres grávidas juntamente com o surto de COVID-19 na China. Am J ObstGynecol. 2020;223(2):240.e1-e9.

44. Dowse E, Chan S, Ebert L, Wynne O, Thomas S, Jones D, *et al.* Impacto da depressão e ansiedade perinatais nos resultados do parto: análise de dados protetora. Matern Child Health J. 2020;24(6):718-26.

45. Basson R, Gilks T. Disfunção sexual feminina associada a transtornos psiquiátricos e seu tratamento. Womens Health. 2018;14:1745506518762664.

46. Mourady D, Richa S, Karam R, Papazian T, Moussa FH, El Osta N, *et al.* Associações entre qualidade de vida, atividade física, preocupação, depressão e insónia: um estudo transversal concebido em mulheres grávidas saudáveis. PLoS ONE. 2017;12(5):e0178181.

47 Orji EO, Ogunlola IO, Fasubaa OB. Sexuality among pregnant women in South West Nigeria (Sexualidade entre mulheres grávidas no sudoeste da Nigéria). J Obstet Gynaecol. 2002;22(02): 166-168. Doi: 10.1080/01443610120113319

48. Brooks SK, Webster RK, Smith LE, Woodland L, Wessely S, Greenberg N, *etal.* The psychological impact of quarantine and how to reduceit: rapidreview of the evidence. Lancet. 2020;395:912.

49. Ng J, Sham A, Leng TP, Fung S. Percepções das mulheres grávidas sobre o risco da Síndrome Respiratória Aguda Grave (SRA).

50. Seger strom SC, Miller GE. Psychological stress and the humanimmune system: a meta-analytic study of 30 years of inquiry. Psychol Bull.2004;130(4):601.

51. Basson R. Women's sexual dysfunction: revised and expanded definitions (Disfunção sexual feminina:

definições revistas e alargadas). CMAJ. 2005;172(10):1327-33.

52. Serati M, Salvatore S, Siesto G, Cattoni E, Zanirato M, Khullar V, *et al.* Função sexual feminina durante a gravidez e após o parto. J Sex Med.2010;7(8):2782-90.

53. Yuksel B, Ozgor F. Efeito da pandemia de COVID-19 no comportamento sexual feminino. Int J Gynecol Obstettr. 2020;150(1):102-98.

54. Liu S, Han J, Xiao D, Ma C, Chen B. Um relatório sobre a saúde reprodutiva das mulheres após o enorme terramoto de 2008 em Wenchuane. Int J Gynecol Obstettr. 2010;108(2):161-4.

55. Gunter J. The New York Times (30 de março de 2020) Coronavirus and Sex: Questions and Answers [Disponível em: https ://www.nytimes.com/2020/03/30/style /sex-coron aviru s-quest ions-answe rs.html.

56. Huang Y, Zhao N. Transtorno de ansiedade

generalizada, sintomas depressivos e qualidade do sono durante o surto de COVID-19 na China: uma pesquisa transversal baseada na web. Psychiatry Res. 2020;288:112954.

57. Brotto L, Atallah S, Johnson-Agbakwu C, Rosen baum T, Abdo C, Byers ES, *et al.* Dimensões psicológicas e interpessoais da função e disfunção sexual. J Sex Med. 2016;13(4):538-71.

58. Johnson CE. Saúde sexual durante a gravidez e o pós-parto (CME).J Sex Med. 2011;8(5):1267-84.

59. Reamy KJ, White SE. Sexuality in the puerperium: are view. Arch SexBehav. 1987;16(2):165-86.

60. Jamali S, Mosalanejad L. Sexualdysfnction in Iranian pregnant women (Disfunção sexual em mulheres grávidas iranianas). Iran J Reprod Med. 2013; 11(6):479-86.

61. Bartellas E, Crane JM, Daley M, Bennett KA, Hutchens D. Sexuality and sexual activity in pregnancy

(Sexualidade e atividade sexual na gravidez). BJOG: Int J Obstet Gynaecol. 2000;107(8):964-8.

62. Leeman LM, Rogers RG. Sexo após o nascimento da criança: função sexual pós-parto. Obstet Gynecol. 2012; 119(3):647-55.

63. Organização Mundial de Saúde. Divisão de Saúde Mental, Prevenção da Substância A. WHOQOL: medindo a qualidade de vida. Genebra: Organização Mundial de Saúde; 1997

64. Kazemi F, Nahidi F, Kariman N. Escalas de avaliação, fator associado e pontuação da qualidade de vida em mulheres grávidas no Irão. Glob J Health Sci.2016;8(11):127-39.

65. Lau J, Yang X, Tsui H, Kim J. Monitoring community responses to the SARS epidemic in Hong Kong: from day 10 to day 62. J Epidemiol Community Health. 2003;57(11):864-70.

66. Xiao H, Zhang Y, Kong D, Li S, Yang N. Capital social e qualidade do sono em indivíduos que se auto-isolaram por 14 dias durante o surto da doença coronavírus 2019 (COVID-19) em janeiro de 2020 na China. Med Sci Monit: Int Med J Exp Clin Res. 2020;26:e923921- 31.

67. Tsai S-Y, Lee P-L, Lin J-W, Lee C-N. Cross-sectional and longitudinal Associations betweens leep and health-related quality of life in pregnant women: a prospective observational study. Int J Nurs Stud. 2016;56:45-53.

68. Lagadec N, Steinecker M, Kapassi A, Magnier AM, Chastang J, Robert S, *etal.* Factores que influenciam a qualidade de vida das mulheres grávidas: uma revisão sistemática. BMC Pregnancy Childbirth. 2018;18(1):455.

69. Mazinani R, Akbari Mehr M, Kaskian A, Kashanian M. Avaliação da prevalência de disfunções sexuais e dos seus factores relacionados nas mulheres. Razi J Med Sci. 2013;19(105):59-66.

Resumo

Introdução:

A saúde mental é um estado de bem-estar que permite às pessoas reconhecerem as suas capacidades e enfrentarem os problemas e o stress da vida quotidiana [1].

Materiais e métodos :

Trata-se de uma revisão da literatura com 69 artigos publicados entre 1987 e 2022 no pub med, googlescolar, google.

Resultados e discussão :

Durante a gravidez, verifica-se um declínio progressivo da atividade sexual, do interesse e da satisfação. Este facto está ligado a alterações na vida sexual, na imagem corporal, nos sistemas neurológico e hormonal, bem como a perturbações psicológicas e emocionais [12,13].

As mulheres que têm uma função sexual ativa e satisfatória

têm maior satisfação emocional e melhor saúde mental [39].

A sexualidade não se limita ao ato sexual (penetração, coito), mas também a gestos simples como a carícia.

Conclusão:

Pode dizer-se que as mulheres grávidas e as mães no período pós-parto, que apresentam um risco elevado de perturbações mentais e disfunções sexuais, são mais sensíveis aos possíveis efeitos psicológicos da pandemia.

Biografia

Amina Mnejja, residente em obstetrícia e ginecologia Apaixonada pela Internet, pela leitura e pela investigação científica.

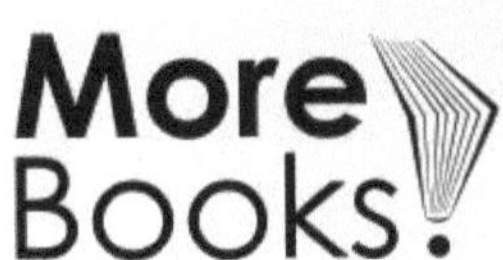

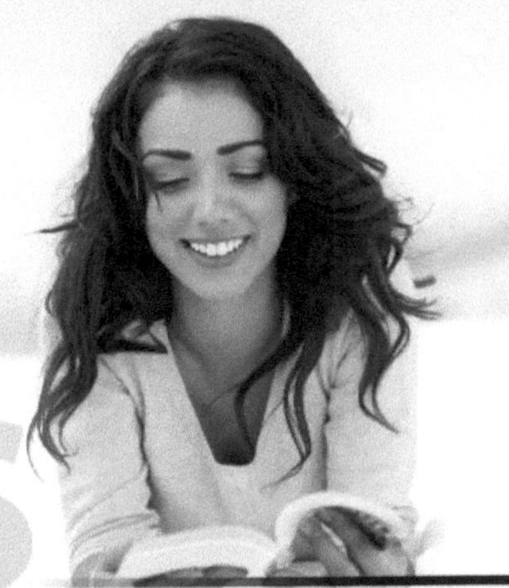

Buy your books fast and straightforward online - at one of world's fastest growing online book stores! Environmentally sound due to Print-on-Demand technologies.

Buy your books online at
www.morebooks.shop

Compre os seus livros mais rápido e diretamente na internet, em uma das livrarias on-line com o maior crescimento no mundo! Produção que protege o meio ambiente através das tecnologias de impressão sob demanda.

Compre os seus livros on-line em
www.morebooks.shop

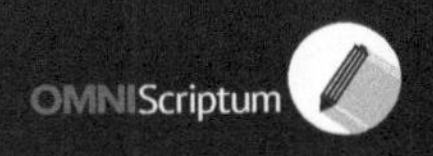

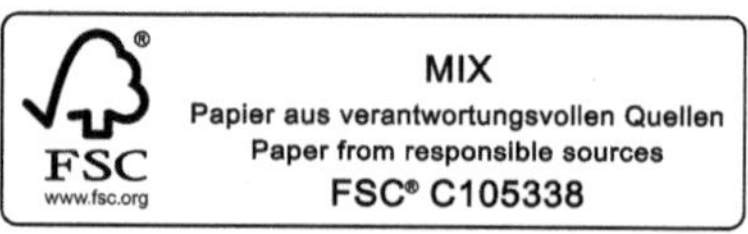

Printed by Books on Demand GmbH, Norderstedt / Germany